BEI GRIN MACHT SICH IHR WISSEN BEZAHLT

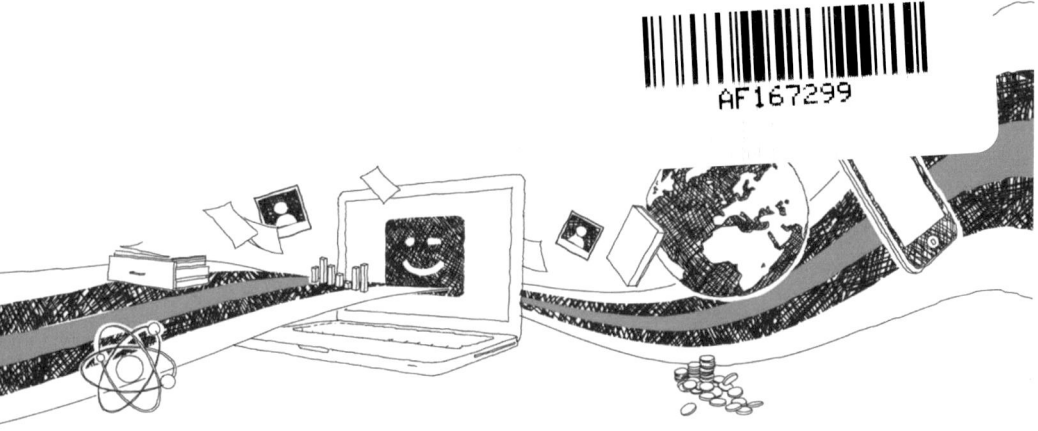

AF167299

- Wir veröffentlichen Ihre Hausarbeit,
  Bachelor- und Masterarbeit

- Ihr eigenes eBook und Buch -
  weltweit in allen wichtigen Shops

- Verdienen Sie an jedem Verkauf

Jetzt bei www.GRIN.com hochladen und kostenlos publizieren

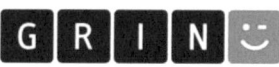

Ist eine Impfpflicht gegen Covid-19 ethisch vertretbar? Eine Diskussion

Petra Schindler-Torlutter

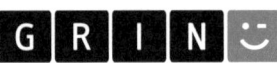

Bibliografische Information der Deutschen Nationalbibliothek:

Die Deutsche Nationalbibliothek verzeichnet diese Publikation in der Deutschen Nationalbibliografie; detaillierte bibliografische Daten sind im Internet über http://dnb.d-nb.de abrufbar.

ISBN: 9783346643933
Dieses Buch ist auch als E-Book erhältlich.

Druck und Bindung: Books on Demand GmbH, Norderstedt Germany
Gedruckt auf säurefreiem Papier aus verantwortungsvollen Quellen

Das vorliegende Werk wurde sorgfältig erarbeitet. Dennoch übernehmen Autoren und Verlag für die Richtigkeit von Angaben, Hinweisen, Links und Ratschlägen sowie eventuelle Druckfehler keine Haftung.

Das Buch bei GRIN: https://www.grin.com/document/1195838

Hamburger Fern-Hochschule

Studiengang Gesundheits- und Sozialmanagement (B.A.)

Studienzentrum: Nürnberg

„Ist eine Impflicht gegen Covid-19 ethisch vertretbar"

Frühjahrssemester 2022

von

Petra Schindler-Torlutter

29.01.2022

Inhaltsverzeichnis

Abkürzungsverzeichnis

Art.	Artikel
Abs.	Absatz
D. Bundestag	Deutscher Bundestag
GG	Grundgesetz
Hrsg.	Herausgeber
IfsG	Infektionsschutz Gesetz
Stiko	Ständige Impfkommission
RKI	Robert-Koch-Institut
z.B.	zum Beispiel

1.Einleitung

Seit gut zwei Jahren beschäftigt sich die ganze Welt mit dem Coronavirus. Genauer gesagt mit SARS-CoV-2, dass der Auslöser der Covid-19-Pandemie ist.

In Deutschland gibt es zum Stand 17.01.2022 8.000.122 Fälle der Erkrankung, Verstorben sind daran 115.649 (RKI, 2022). Weltweit liegen die Todesfälle an Covid-19 bei 5.538.901, Stand 13.01.2022 und die Zahl der Infektionen bei mehr als 320 Millionen Menschen. Die Letalitätsrate beläuft sich damit auf rund 2,1%. Das Virus wütet in mehr als 190 Ländern. (Statistisches Bundesamt, 2022)

Nach aktuellem Stand gibt es vier zugelassene Impfstoffe in Deutschland. Die aktuelle Empfehlung der Stiko lautet, eine Impfreihe für alle Personen ab 18 Jahren mit mindestens zwei Impfungen und einer Auffrischimpfung. Dagegen spricht die Stiko für Kinder im Alter von 5-11 Jahren ohne Vorerkrankungen keine generelle Impfempfehlung aus. Nur Kinder mit bestimmten Vorerkrankungen sollen sich impfen lassen. Diese Krankheiten sind unter anderem Adipositas, schwere Nierenschäden, Autoimmunerkrankungen. Weiter sollen Kinder geimpft werden, die Angehörige in Risikogruppen haben. Bei Kindern im Alter von 12-17 Jahren empfiehlt die Stiko wiederrum eine Impfung gegen Covid-19, auch Schwangere und Stillende sollen sich impfen lassen. Im Optimalfall noch bevor überhaupt eine Schwangerschaft eintritt. (Robert Koch Institut, 2022)

Die Impfung verhindert keine Ansteckung mit dem Virus, ergo ist eine Erkrankung an Covid-19 trotzdem noch möglich. Verhindert wird aber ein schwerer und möglicherweise tödlicher Verlauf. Die Hospitalisierungswahrscheinlichkeit wird verringert, dies ist nötig wegen den, schon vor der Pandemie, überlasteten Kliniken.

Die aktuelle Impfquote in Deutschland beläuft sich auf 72,8% Stand 18.01.2022, ca. 4,8% der Bevölkerung in Deutschland kann nicht geimpft werden, da es keinen zugelassen Impfstoff für diese Gruppe gibt. (Bundesministerium für Gesundheit, 2022) Laut Schätzungen müssen mindestens ca. 85% der Menschen geimpft sein, um eine Herdenimmunität zu erreichen.

2.Fragestellung

In dieser Arbeit sollen das Pro und Contra einer Impfpflicht beleuchtet werden, sowie der ethische Aspekt. Wie sinnvoll ist eine Impfpflicht und gibt uns diese überhaupt die Freiheit zurück die sich alle Bürger dadurch erhoffen?

3. Definition

Impfpflicht:

Dies bedeutet eine gesetzliche Pflicht eine Schutzimpfung vornehmen zu lassen und einen Nachweis darüber zu erbringen.

Direkte Impfpflicht:

Dies ist die Pflicht eine Impfung nachzuweisen. Geht man dieser Pflicht nicht nach drohen Bußgeldzahlungen.

Indirekte Impfpflicht:

Hierbei handelt es sich um eine gesetzliche Regelung, die Ungeimpften verbietet, bestimmte Einrichtungen zu besuchen. Hierbei werden die Personen indirekt zu einer Impfung verpflichtet, denn es heißt, Impfung und Zutritt zu einer bestimmten Einrichtung oder ungeimpft bleiben und kein Zugang. (Landeszentrale für Politische Bildung, 2022)

4.1 Aktuelle Lage zur Impfpflicht in Deutschland

Aktuell gibt es in Deutschland eine Impfpflicht gegen Masen, diese wurde am 01.03.2020 eingeführt. Diese wird für bestimmte Bevölkerungsgruppen in § 20 Abs. 8 bis 12 IfSG geregelt. Gegen dieses Gesetz wurde bereits eine Beschwerde beim Verfassungsgericht eingereicht. (1 BvR 469/20 // 1 BvR 470/20) Dem Einspruch lag die Argumentation zugrunde, Schuldgefühle bei evtl. schwerwiegenderen Nebenwirkungen nicht ertragen zu können. Weiter würde eine Impfung unverhältnismäßig in die körperliche Unversehrtheit eingreifen und mit Art. 2 Abs. 2 Satz 1 GG, Art. 6 Abs. 2 Satz 1 GG und Art. 3 Abs. 1 GG nicht vereinbar sein. Der Antrag auf Aussetzung wurde abgelehnt. Begründet wurde dies damit, dass eine Impfung nicht nur das Individuum gegen die Erkrankung schützt, sondern auch gleichzeitig die Krankheit eindämmen soll. Durch eine hohe Impfquote, könnten im Zuge der sogenannten Herdenimmunität auch Personen geschützt werden, die nicht geimpft werden können. (BVerfG, Beschluss der 1. Kammer des Ersten Senats vom 11. Mai 2020 1 BvR 469/20 -, Rn. 1-17, 2020)

Die Impfpflicht gegen Covid-19 wurde bereits für besondere Personengruppen mit Stichtag zum 15.März 2022 eingeführt. Heißt, alle Personen die in den aufgelisteten Bereichen arbeiten unterliegen einer Impfpflicht. Die Impfpflicht wird in § 20a IfSG geregelt und ist am 12. Dezember 2021 in Kraft getreten

Begründung für eine Pflicht in diesen Bereichen ist, dass es Menschen gibt, die aus bestimmten Gründen sich selbst nicht vor dem Virus schützen können und somit die Menschen in ihrem Umfeld geimpft sein sollen.

Grund hierfür ist, dass die Übertragung des Virus bei geimpften Personen deutlich unwahrscheinlicher ist. Aus diesen Motiven spricht sich die Bundesregierung für eine einrichtungsbezogenen Impfpflicht aus. (Bundesgesundheitsministerium, 2022) Beim Verfassungsgericht ging am 14.12.2021 Beschwerde gegen die einrichtungsbezogene Impfpflicht von 23 Personen ein. Bis zum aktuellen Stand gibt es noch kein Aktenzeichen und es ist noch unklar, wann darüber entschieden wird. (Ärzteblatt, 2021)

Gegen die Pocken wurde im Jahr 1874 eine Impfpflicht eingeführt. Da eine Sterblichkeitsrate von 30 % vorlag, wurde die Impfpflicht im Jahr 1959 als verfassungsgemäß eingestuft. Die Krankheit konnte ausgerottet werden. Die direkte Folge war die Abschaffung der Impfpflicht mit Wirkung zum 1.Juli 1983 (Hirte, 2018).

Weiter unterliegen Soldaten und Soldatinnen einer Impfpflicht. In §17a Abs 1 Soldatengesetz wird eine allgemeine Gesunderhaltungspflicht definiert und nach §17a Abs 2 S. 1 Nr. 1 Soldatengesetz müssen sie ärztliche Maßnahmen dulden, die der Verhütung oder Bekämpfung von übertragbaren Krankheiten dienen. Darunter fallen auch Impfungen, seit Ende November 2021 auch die Impfung gegen COVID-19 (Bundestag, 2021)

4.2 Grundlagen für eine Impfpflicht

In §20 Satz 6 des Infektionsschutzgesetzes gibt es grundsätzlich die Möglichkeit eine Impfpflicht einzuführen. Dort ist aufgeführt, dass das Bundesministerium für Gesundheit mit Zustimmung des Bundesrats für bedrohte Teile der Bevölkerung eine Schutzimpfung sowie andere Maßnahmen zur Prophylaxe anordnen darf, wenn eine übertragbare Krankheit eine klinisch schwere Verlaufsform annimmt und mit einer epidemischen Verbreitung zu rechnen ist. (Deutscher Bundestag, 2016)

Grundsätzlich muss eine generelle Impfpflicht erforderlich sein. Dies liegt vor, wenn kein milderes bzw. gleich geeignetes Mittel zur Verfügung stehen würde, um das angestrebte Ziel zu erreichen. Somit müssen erst Therapiemöglichkeiten und Impfempfehlungen als milderndes Mittel umgesetzt werden. Leider sind aber Impfempfehlungen durch die Freiwilligkeit weniger geeignet, um ein Ziel zu erreichen. Weiter wirken Therapiemöglichkeiten erst nach einer Infektion, daher sind diese ebenfalls weniger praktikable Maßnahmen.

Daher dürfte eine Impfpflicht den Grundsatz der Erforderlichkeit erfüllen. Dafür muss allerdings noch abgewogen werden, ob eine generelle Impfpflicht auch verhältnismäßig ist. Die Nachteile, die einem durch eine Impfung entstehen können, müssten in einem angemessenen Verhältnis zu den verfolgten Zielen stehen. Daher muss das Recht auf körperliche Unversehrtheit mit der Zielsetzung der Vorbeugung von übertragbaren Krankheiten von Menschen, die Infektion und die Weiterverbreitung zu verhindern, verglichen werden. (Deutscher Bundestag, 2016) Durch eine Impfung werden Patienten vorsätzlich mit abgeschwächten Krankheitserregern infiziert. Aus diesem Grund kann es möglicherweise zu einer Gefährdung der Gesundheit kommen, da in seltenen Fällen bleibende Schäden beobachtet wurden. Laut RKI sind moderne Impfstoffe allerdings gut verträglich. Weiterhin spricht für die Impfung, dass Menschen durch eine generelle Impfpflicht vor Übertragung der Krankheit geschützt werden können, für die es keine Möglichkeit der Impfung gibt. Daher müssen alle Aspekte, zwischen einer Wahrscheinlichkeit einer Infektion und der Schwere der Gefahr einer Impfung, betrachtet werden. (Deutscher Bundestag, 2016)

4.3 Impfpflicht in anderen Ländern gegen Covid-19

In Österreich gilt ab Februar 2022 eine Impfpflicht gegen Covid-19 für alle Personen ab 14 Jahren. Eine Impfpflicht im Gesundheits- und Pflegesektor existiert bereits in Frankreich, England, Belgien und Lettland. Außerdem müssen sich in Lettland auch Personen in pädagogischen und sozialen Einrichtungen impfen lassen. In den USA, Kanada und in Slowenien gibt es eine Impfpflicht für Staatsbedienstete. In der Region Moskau müssen Personen geimpft sein, die im Handel oder Dienstleistungssektor arbeiten, in Gambia Personen aus dem Tourismussektor. In Italien gibt es ab Anfang 2022 eine Impfpflicht für alle Personen ab 50 Jahre, In Griechenland gilt sie ab 60 Jahren. Anders ist es in Costa Rica, dort ist es Pflicht, Kinder und Jugendliche impfen zu lassen. In Ecuador müssen alle Personen ab fünf Jahren geimpft sein, dies ist die umfassendste Impfpflicht weltweit. Eine Impfpflicht ab 18 Jahren gibt es für den Vatikan, dem Inselstaat Mikronesien, Turkmenistan, Tadschikistan und in Indonesien (Alexander Laboda, 2022)

5.1 Pro und Contra einer Impfpflicht

Geimpfte sorgen für die Unterbrechung der Infektionsketten und tragen zur Entlastung der Gesundheitssysteme bei. Eine natürliche Herdenimmunität könnte zu vielen schweren Krankheitsverläufen führen. Außerdem müssen Menschen die sich nicht impfen lassen können, sowie Kinder unter 5 Jahren geschützt werden. Aber auch für Kinder von 5-11 Jahren liegt nur eine bedingte Zulassung und Impfempfehlung der Stiko vor. (Bundestag, 2021)

Die aktuelle Impfquote ist nicht ausreichend genug, um eine Herdenimmunität zu erreichen. Schon seit langem, gibt die Wissenschaft das klare Signal, dass es eine Impfquote von 90% benötige, um die Pandemie zu beenden. Dies ist durch freiwillige Impfungen bis heute noch nicht gelungen. Ohne Herdenimmunität besteht die Gefahr, dass sich immer wieder neue Mutationen entwickeln. Dadurch könnte es auch zu Mutationen kommen, die für Kinder und Jugendlichen gefährlicher werden.

Die Mehrheit in Deutschland befürwortet eine Impfpflicht. Dies zeigt sich durch die Impfquote von insgesamt 72,8%. Somit gibt es 22,7% (Menschen ohne zugelassen Impfstoff abgezogen) der Bevölkerung, die sich aus diversen Gründen nicht impfen lassen wollen. Diese Menschen tragen aber wesentlich zum Pandemiegeschehen bei, da diese nachweislich ansteckender sind und mehr schwerere Verläufe haben. Bei niedrigeren Inzidenzen sinkt allerdings die Zustimmung zu einer Impfpflicht.

Eine Impfpflicht darf nur für Gruppen eingeführt werden, für die auch eine Impfempfehlung und keine medizinische Kontraindikation vorliegt. Alles andere wäre unangemessen. Eine gruppen- oder einrichtungsbezogene Impfpflicht ist jedoch kein Mittel, um das angestrebte Ziel zu erreichen. Eine Person, die beruflich wenig mit vulnerablen Gruppen Kontakt hat, kann im privaten Umfeld wiederum viele potentiell gefährdete Menschen kennen. Das Individuum selbst kann ein niedriges Risiko haben und andere trotzdem gefährden. (Bundestag, 2021)

Die Pflicht könnte Skeptiker überzeugen. Diese Aussage traf der Sozialpsychologe Ulrich Wagner. Er ist der Meinung, dass nur der Stolz viele von einer Impfung abhält. Immerhin haben sie ja lange genug überzeugend gesagt, sie würden sich nie impfen lassen. Die Pflicht würde dabei helfen, ihr Gesicht zu wahren. Eine generelle Impfpflicht könnte zu einer sinkenden Impfbereitschaft gegenüber anderen Krankheiten führen. Die Weltgesundheitsorganisation hat schon 2019 vor Impfskepsis gewarnt. Die sinkende Bereitschaft zu Impfungen ist ein weltweites Problem. (Landeszentrale für Politische Bildung, 2022)

Weiter muss hervorgehoben werden, dass eine allgemeine Impfpflicht den Schutz der Allgemeinheit bietet. Eigentlich gesunde Dritte stecken sich an. Dabei können schwere Krankheitsverläufe entstehen, die intensivmedizinisch betreut werden müssen. Im schlimmsten Fall muss es in Krankenhäusern zur Triage kommen, wenn die vorhandenen Kapazitäten nicht genügen. Bei Ungeimpften treten schwere Krankheitsverläufe häufiger auf, sodass bei ihnen die Wahrscheinlichkeit einer intensivmedizinischen Behandlung größer ist, als bei geimpften Infizierten. Soziale Folgekosten sollen verringert werden, dafür hat die Bundesregierung eine Pflicht. Soziale Folgekosten sind unter anderem Auswirkungen auf das Gesundheitssystem, wirtschaftliche und psychosoziale Schäden, die durch weitere Lockdowns, Schulschließungen, Kontaktbeschränkungen entstehen können. (Bundestag, 2021)

Für eine Impfpflicht spricht eine mögliche Entlastung des Gesundheitssystems. Durch Corona verschärfte sich die so schon angespannte Lage auf den Intensivstationen noch mehr. Außerdem warnen Fachleute immer wieder vor einen Kollaps von Kliniken, Rettungsdiensten, Polizei, da sich wegen Omikron immer mehr infizieren, vermehrt auch Geimpfte. Durch die Quarantäne kommt es zu steigenden Ausfallquoten. (Landeszentrale für Politische Bildung, 2022)

Argumente gegen eine Impfung im Hinblick auf mögliche Nebenwirkungen müssen ebenfalls miteinbezogen werden. Weiter muss beachtet werden, dass der mRNA-Impfstoff eine neue Technologie ist. Er wird erstmals in Zuge einer Impfung verwendet und alle Auswirkungen sind abschließend nicht geklärt. Dennoch kann nur aus diesem Grund nicht abgeleitet werden, dass die Impfung unverhältnismäßig wäre. Laut Stiko sind die Nebenwirkungen aktuell als gering einzuschätzen. Trotz nur bedingter Zulassung der Impfstoffe in Europa überwiegt der positive Nutzen in der Risikobewertung. Falls es zu einer Schädigung kommen würde, hätten Geschädigte nach dem §60 IfSG ein Recht auf Entschädigung.

Natürlich stellt sich die Frage, ob eine umfassende und engmaschige Testpflicht ein milderes Mittel darstellt und somit keine Impfpflicht notwendig wäre. Für die Testpflicht spricht, dass sie weniger in die körperliche Unversehrtheit eingreift. Aber es wird gezweifelt, dass die Testpflicht ausreichen würde. Immerhin sind Testkapazitäten für PCR-Tests zwar vorhanden, aber nicht in unbegrenzten Mengen. Außerdem benötigen diese eine Vorlaufs- und Auswertzeit, die miteinbezogen werden muss. Antigen-Schnelltest sind weniger zuverlässig. Diese Tests würden Infektionen vorzeitig erkennen sowie Impfdurchbrüche feststellen. Aber sie sind nicht geeignet um eine Herdenimmunität zu erreichen. (Bundestag, 2021) Die Einhaltung der AHA-L-Regeln ist sinnvoll in der Pandemie. Dennoch kann es negative Konsequenzen nach sich ziehen. Das Gefühl von Nähe fehlt, die Kommunikation ist erschwert und die persönliche Lebensführung ist beeinträchtigt. (Wein, 2021)

Eine große Sorge gibt es bezüglich einer Spaltung der Gesellschaft. Gerade eine Radikalisierung von Impfgegnern könnte durch eine Pflicht vorangetrieben werden. Es wird appelliert, die Bedenken von Impfskeptikern wahr und vor allem ernst zu nehmen. Daher sollte es umfassende Aufklärungen darüber geben.

Vermutlich würde die Wirkung der Impfpflicht auch zu spät kommen und an der aktuellen akuten Lage nichts mehr verändern, da auch Geimpfte nicht immun sind. Studien zeigen, dass die aktuelle Omikron-Variante noch ansteckender als Delta ist und der jetzige Impfstoffschutz geringer ausfällt.

Ein weiteres Problem stellt die Kontrolle einer Impfpflicht da. In Deutschland gibt es kein zentrales Impfregister, daher wird die Frage laut, wie kontrolliert werden soll. Eine Impfpflicht ohne Kontrolle sei wirkungslos. (Bundestag, 2021)

Wichtig bei der Betrachtung ist auch, ob der Staat überhaupt das Recht hat, ein Individuum dazu zu zwingen, seine Gesundheit zu schützen. Immerhin liegt es in der eigenen Entscheidung, ob und in welchem Ausmaß gesundheitliche Risiken eingegangen werden und weiter obliegt es dem eigenen Willen, diese auch medizinisch zu behandeln. Ebenso ist eine Impfung die nur dem Selbstschutz dient kein legitimes Ziel. (Bundestag, 2021)

5.2 Aussage des Ethikrates

Der Ethikrat fordert, dass der Gesetzgeber mitteilen kann, welchen Benefit eine Anhebung der Impfquote für den Schutz der vulnerablen Personen bietet. Es stellt sich die Frage, ob Neuinfektionen oder Infektionen die das Gesundheitssystem belasten, vermieden werden sollen. Dem Ethikrat ist wichtig, dass auf hohe Sterblichkeit und langfristige gesundheitliche Beeinträchtigungen eingegangen wird. Daher ist es von großer Bedeutung zu betonen, dass eine Ungerechtigkeit bei der Behandlung von Personen nicht geschehen darf. Bei einem hochansteckenden Virus wie Covid-19, sind nicht nur diejenigen gefährdet, die sich nicht impfen lassen wollen, sondern auch die, die es nicht können. Somit wird anderen ein gesundheitlicher Schaden zugefügt. Ebenfalls erfolgt ein großer Schaden dadurch, dass Operationen aufgeschoben werden müssen und Therapien abgesagt werden. Daher steht die körperliche Unversehrtheit des einen mit der des anderen auf einer Stufe. Es werden zusätzliche Ressourcen für Covid-19-Erkrankte benötigt und sie nehmen einen großen Anteil der Kapazität ein. Personen, die aus anderen Gründen behandelt werden müssten, erfahren Einbußen bei ihrer Versorgung. Das gravierende Problem der Verteilungsgerechtigkeit wiegt schwerer als die Überlastungszustände der Kliniken. Es ist ein elementares Gebot, dass alle Patienten die gleiche Chance auf eine angemessene Versorgung haben. Dies war nicht zu allen Phasen der Pandemie gegeben. Daher ist es ein dringendes Gebot, geeignete Mittel zu finden, um diese Situationen zu vermeiden. (Deutscher Ethikrat, 2021)

Der ethische Grundsatz der Nichtschädigung bzw. des Integritätsschutzes ist dadurch berührt. Dieser soll durch alle zur Verfügung stehende Maßnahmen soweit wie möglich minimiert werden. Nicht nur körperliche Schäden, sondern auch psychosoziale Schäden dürfen hierbei nicht außer Acht gelassen werden. Auch die materielle Situation der betroffenen Personen ist wichtig, sowie der Zugang zu Bildung, sportlichen und kulturellen Aktivitäten. Daher muss geklärt werden, ob eine Impfpflicht diese gesellschaftlichen Schäden abwehren kann. Es müssen die Nutzenpotenziale die Schadenspotenziale eindeutig überwiegen.

Weiter kann eine Impfpflicht verhindern, dass weitere Eingriffe in die Grundrechte vorgenommen werden müssen, wie z.B. Ausgangssperre, Quarantäne, Öffnungsverbote usw. Eine Rückkehr zur Normalität und die Verhinderung von weiterer gesellschaftlicher Einschränkung sind von hoher ethischer Relevanz. In unserer Gesellschaft ist die Freiheit fundamental und von der Verfassung geschützt. Daher müssen solche Pflichten mit der persönlichen Freiheit abgewogen werden. Für die Freiheit ist ein gut funktionierendes Gesundheitswesen von großer Bedeutung. Doch alle Freiheiten lassen sich nur behalten, wenn die Pandemie unter Kontrolle ist. Nur so können das Recht auf Bildung, Freiheit, Gesundheit umgesetzt werden. (Deutscher Ethikrat, 2021)

Auf die Freiheit folgt die Selbstbestimmung des Körpers. Gerade in der deutschen Geschichte gab es viele Zwangsmaßnahmen, weshalb die körperliche Selbstbestimmung streng geschützt ist. Daher ist der Körper weitestgehend staatlicher Gewalt entzogen. Selbst wenn sich jemand großer Unvernunft aussetzt, kann er selbst darüber bestimmen und vom Staat nicht daran gehindert werden. Nur in wenigen Fällen gibt es Einschränkungen. Doch auch das Recht auf Selbstbestimmung hat Grenzen. Fahrlässigkeit und Unvernunft des Einzelnen, darf nicht dazu führen, dass andere geschädigt werden.

Auch der ethische Grundsatz der Gerechtigkeit spielt eine große Rolle. Problematisch ist bspw. die globale Verteilung der Impfstoffe. Im nationalen Kontext ist es von besonderem Interesse, dass eine allgemeine Impfpflicht aus Gründen der Gerechtigkeit dringend geboten ist. Die globalen Perspektiven sehen eher problembehaftet aus. Ein einzelnes Land kann wenig gegen eine weltweite Pandemie ausrichten. Durch eine Impfpflicht benötigt ein Land viel Impfstoff, der in anderen, vor allem ärmeren Ländern dadurch fehlt. (Deutscher Ethikrat, 2021)

Auch wenn sich manche Menschen sozial stigmatisiert sehen, wären sie bei einer Impfung objektiv alle denselben körperlichen Belastungen ausgesetzt. Daher ist der ethische Aspekt der Solidarität wichtig. Jüngere haben für das Allgemeinwohl auf ihre Freiheit verzichtet. Mit Blick auf die Impfung heißt es, sich impfen zu lassen um einer Herdenimmunität zu unterstützen. Dennoch muss ein großes Augenmerk darauf liegen, dass eine Stigmatisierung unfreiwillig Ungeimpfter nicht stattfindet. Denn diese müssen ihre Ausnahmeregelung nachweisen. In einem demokratischen Rechtsstaat ist eine Verfolgung von nicht eingehaltenen Maßnahmen nur schwer möglich. Verwaltungen wären langfristig damit beschäftigt. Dies könnte den Anschein erwecken, dass der Staat mit seiner Pandemiebekämpfung überfordert ist. Eine Impfpflicht könnte für eigentlich Impfwillige, die aber in einem impfgegnerischen Umfeld leben, ein Weg aus ihrem Dilemma sein, sich endlich doch impfen zu können.

Beim Grundsatz der Nachhaltigkeit ist es wichtig zu beachten, dass Vorsorge getroffen werden muss. Viele Maßnahmen kamen bis jetzt in der Pandemie zu spät. Eine Impfpflicht kann zwar die gegenwärtige Welle nicht brechen, aber sie kann ein gutes Mittel sein, weitere Wellen abzuschwächen. Auch die mögliche weitere Radikalisierung von Teilen der Bevölkerung macht dem Ethikrat große Sorgen. Sie betonen, dass es geeignete politische Maßnahmen dagegen geben muss. Es könnte weiter passieren, dass unbescholtene Menschen in die Kriminalität getrieben werden, z.B. gibt es einen massiven Anstieg an gefälschten Impfausweisen. (Deutscher Ethikrat, 2021) Kritisiert wird, dass noch nicht alle milderen Mittel ausgeschöpft wurden seien. Außerdem gibt es zukünftig ein antivirales Medikament zur Behandlung von Covid-19, wenn dies in den ersten Tagen der Infektion gegeben wird. Es sollte weiterhin konstatiert werden, dass eine Impfpflicht eine falsche Sicherheit wecken könnte, wodurch die Wirksamkeit geschmälert werden könnte.

Daher empfiehlt der Ethikrat mit nur vier Gegenstimmen auf Grundlage der ethischen Aspekte die Ausweitung einer Impfpflicht. Dennoch fordert er Maßnahmen, wie z.B. eine flächendeckende Impf-Infrastruktur und viele niederschwellige Impfangeboten. Wenn möglich, sollte auch der Impfstoff selbst gewählt werden können. Eine Einführung eines datensicheren Impfregisters wird gefordert. Dennoch gehen auch die Ansichten der Umsetzung im Ethikrat auseinander. Sieben von 20 Mitgliedern fordern bspw. eine Ausweitung der Impfpflicht auf Personen mit einem erhöhten Covid-19 Risiko.

Eine Überlastung des Gesundheitswesens soll vermieden werden. Die Version, besonders gefährdete Menschen zu verpflichten scheint verhältnismäßig. Es ist zudem gerecht und zeugt von Solidarität, diese Menschen zu verpflichten.

Als zweite Möglichkeit stimmten 13 von 20 Mitgliedern auf eine Ausweitung der Pflicht auf alle Bürger ab 18 Jahren. Eine Impfung lediglich von vulnerablen Gruppen reicht vermutlich auf

Dauer nicht aus, um die Pandemie zu beenden. Eine Einteilung in Risikogruppen ist außerdem schwierig und birgt wieder Folgeprobleme. (Deutscher Ethikrat, 2021)

6. Zusammenfassung

Eine Impfpflicht in Deutschland gegen Covid-19 wäre möglich. Verfassungsrechtlich und auch ethisch gibt es einige Gründe, die für eine Impfpflicht sprechen und diese positiv bestärken. Aus aktueller Sicht, mit immer neuen Virusvarianten, ist eine Herdenimmunität durch Impfung das einzig adäquate Mittel, die Pandemie zu bekämpfen. Durch die geltenden Regeln konnte zwar die Ausbreitung und viele Todesfälle vermieden werden, dennoch gab es immer wieder neue Infektionswellen mit neuen Varianten, die weitere Todesopfer forderten.

7. Fazit

Das Covid-19 eine übertragbare Krankheit mit klinisch schweren Verlaufsformen ist, ist wohl unumstritten. Daher ist es von Nöten, endlich zu handeln. Eine einrichtungsbezogene Impfpflicht bewirkt keine Wunder und steigert die Impfquote nicht, dies hat der Bundestag selbst festgestellt. Außerdem sind nicht nur alte und kranke Menschen gefährdet, sondern auch junge für die es keine Möglichkeit der Impfung gibt. Da stellt sich bspw. die Frage, weshalb dem pädagogischen Personal keine Impfplicht auferlegt wurde? Obwohl immer wieder betont wird, dass auch die Jugend geschützt werden muss. Eine Herdenimmunität durch Infizierte zu erlangen, ist viel zu gefährlich und kostet Deutschland noch mehr Todesopfer. Die Betonung liegt dabei nicht nur auf den Covid-19-Toten, sondern auch bei denen, die aufgrund fehlender medizinischer Behandlung sterben. Die Impfung sei die einzige Möglichkeit und vor allem Hoffnung auf ein baldiges Ende der Pandemie. Der Entschluss auf Ausweitung der Impfpflicht auf alle ab 18 Jahren ist eine gute Möglichkeit. Eine Impfpflicht nur für Risikogruppen zeugt wieder von einer Ungerechtigkeit und sollte umgangen werden. Eine allgemeine, deutschlandweite Impfpflicht würde auch die verschiedenen Beschlüsse der einzelnen Bundesländer aufheben.

8. Quellenverzeichnis

Alexander Laboda, M. A. (17. 01 2022). *MDR*. Von
      https://www.mdr.de/nachrichten/deutschland/politik/corona-impfpflicht-weltweit-100.html
      abgerufen

Ärzteblatt (Hrsg.). (20. 12 2021). *Ärzteblatt*. Abgerufen am 07. 01 2022 von
      https://www.aerzteblatt.de/nachrichten/130259/Erste-Klage-gegen-einrichtungsbezogene-
      Impfpflicht-in-Karlsruhe-eingegangen

Bundesgesundheitsministerium. (17. 01 2022). Von
      https://www.bundesgesundheitsministerium.de/fileadmin/Dateien/3_Downloads/C/Coronavirus
      /2021-12-28_FAQ_zu_20a_IfSG.pdf abgerufen

Bundesministerium für Gesundheit. (18. 01 2022). *Impfdashboard*. Von https://impfdashboard.de/
      abgerufen

Bundestag, D. (21. 12 2021). *Allgemeine Covid-19 Impfpflicht*. Abgerufen am 15. 01 2022 von
      https://www.bundestag.de/resource/blob/874446/bb0cd44ee66e471ee08991fa7aa71e24/WD-
      3-203-21-pdf-data.pdf

BVerfG, Beschluss der 1. Kammer des Ersten Senats vom 11. Mai 2020 1 BvR 469/20 -, Rn. 1-17, 1
      BvR 469/20 -, Rn. 1-17 (BVerfG 11. 5 2020). Abgerufen am 17. 01 2022 von
      https://www.bundesverfassungsgericht.de/e/rk20200511_1bvr046920.html

Deutscher Bundestag. (27. 01 2016). *Deutscher Bundestag*. Abgerufen am 16. 01 2022 von
      https://www.bundestag.de/resource/blob/413560/40484c918e669002c4bb60410a317057/wd-
      3-019-16-pdf-data.pdf

Deutscher Ethikrat. (22. 12 2021). *Ad hoc Empfehlung einer Impfpflicht*. Abgerufen am 15. 01 2022
      von https://www.ethikrat.org/fileadmin/Publikationen/Ad-hoc-Empfehlungen/deutsch/ad-hoc-
      empfehlung-allgemeine-impfpflicht.pdf

Hirte, D. M. (2018). *Impfen pro & Contra*. Knauer. Von http://www.unimedica-verlag.ch/gesunde-
      ernaehrung/pdf/Impfen-Pro-Contra-Martin-Hirte.24106.pdf abgerufen

Landeszentrale für Politische Bildung. (17. 01 2022). *Landeszentrale für Politische Bildung in Baden-
      Württemberg*. Von https://www.lpb-bw.de/corona-impfpflicht abgerufen

RKI. (17. 01 2022). *Robert Koch Institut*. Von
      https://www.rki.de/DE/Content/Infekt/Impfen/ImpfungenAZ/COVID-19/COVID-19.html
      abgerufen

Robert Koch Institut. (17. 01 2022). *EpidBull*. Von
      https://www.rki.de/DE/Content/Infekt/EpidBull/Archiv/2022/Ausgaben/02_22.pdf?__blob=publi
      cationFile abgerufen

Statistisches Bundesamt. (17. 01 2022). *statista*. Von
      https://de.statista.com/statistik/daten/studie/1103240/umfrage/entwicklung-der-weltweiten-
      todesfaelle-aufgrund-des-coronavirus/ abgerufen

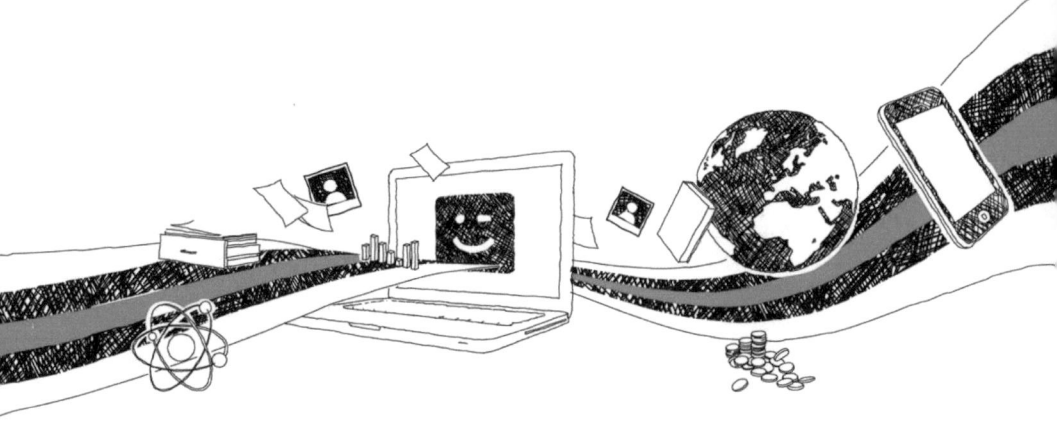
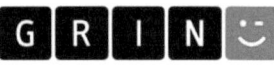